AF266491

DE

L'HYGIÈNE MORALE DE LA FOLIE

APPLIQUÉE

DANS LES GRANDS ASILES D'ALIÉNÉS

Réponse à M. le docteur LISLE

Par le docteur A. PAIN

Médecin adjoint de l'asile d'Aliénés de Clermont (Oise),

Ancien interne de Bicêtre et des hôpitaux de Paris.

MONSIEUR ET TRÈS-HONORÉ CONFRÈRE,

Vous avez écrit sur la folie une série de lettres qui ont été accueillies avec faveur dans le monde médical ; rien de plus juste, elles témoignaient à la fois de l'instruction, de la sagacité de l'auteur, et de son habileté comme écrivain. J'ai lu avec plaisir celles qui sont relatives à un essai de classification (1) ; je ne doute pas que ce soit là une tentative heureuse, et je crois que les bases que vous proposez pourront être acceptées par tous les esprits désireux de sortir de l'obscurité qui règne sur cette partie de la science mentale. J'étais dans ces dispositions d'esprit à votre égard, quand parurent vos dernières lettres à M. le docteur Girard de Cailleux (2), dans lesquelles vous vous plai-

(1) Lettres sur la Folie, 2e série. Paris, 1861. (Extrait de l'*Union médicale*, tome IX, 2e série).

(2) 3e série. Paris, 1861.

gnez si amèrement de l'abandon du traitement moral de la folie, en concluant à la nécessité de réduire le nombre des malades dans les services médicaux des asiles, pour arriver à remettre en honneur ce traitement si injustement délaissé. La commission qui siége à l'Hôtel de Ville a dû certainement être impressionnée par cette lecture, car à l'appui de l'autorité de votre talent, de votre nom, vous ajoutez celle de nos grands maîtres, et vos citations nombreuses, présentées avec art, sont bien faites pour ébranler les esprits les plus difficiles. — Votre première lettre ne m'avait pas trouvé convaincu ; je comprenais, sans trop m'y associer, les regrets du médecin aliéniste qui ne peut voir sans douleur tomber dans l'abandon, presque l'oubli, cette idée, pure émanation de la philosophie spiritualiste, qu'il considère comme la plus belle conquête de la thérapeutique mentale. — Mais quand vint la deuxième lettre, dans laquelle vous appelez au secours de vos propositions la statistique, où, pour sacrifier le présent à la gloire du passé, vous alignez des chiffres dont la signification me parut des plus contestables, alors, Monsieur, de grandes dissidences s'élevèrent entre nous, je me promis de les faire connaître ; je vais essayer de le faire, et si je ne combats pas vos arguments d'une manière tout à fait victorieuse, j'aurai en partie atteint mon but, en remettant quelques points dans leur véritable état.

Je commencerai, si vous voulez bien, cette discussion par l'examen des propositions à l'appui desquelles vous puisez des renseignements dans la statistique ; je m'efforcerai de vous démontrer que nous sommes loin d'être d'accord sur la signification des chiffres officiels, et que de grandes erreurs sont renfermées dans vos interprétations. Vous êtes convaincu que plus les asiles sont nombreux, moins sont grandes les chances de guérison pour les pauvres malades ; l'attention du médecin se trouvant trop divisée, le plus grand nombre est fatalement voué à l'incurabilité, à la mort. « Et l'on se plaint, dites-vous, de « voir s'accumuler, hors de toute mesure, cette masse d'infirmes et de « parias, qu'on abandonne à eux-mêmes après les avoir flétris de la « déplorable et injuste qualification d'incurables, pour lesquels on « croit avoir fait tout ce que l'humanité commande, quand on leur a « donné tant bien que mal la nourriture du corps. Il y a là une con- « séquence forcée de l'organisation vicieuse de nos asiles ; tant que « celle-ci ne sera pas modifiée profondément, ses effets s'aggraveront « incessamment et pèseront d'un poids tous les jours plus lourd sur « les finances des départements. »

Cette proposition, Monsieur, ne me paraît pas absolument vraie. —

N'est-il pas suffisamment démontré que chaque année déverse dans nos asiles une proportion désolante d'idiots, d'épileptiques, de déments, et, je le dis sans fausse honte, de malades frappés d'incurabilité; partant, la population doit toujours aller croissant, le chiffre des sorties et des décès restant inférieur au mouvement des entrées; c'est là une conséquence forcée, inévitable et qu'aucune réforme ne saurait faire disparaître. Est-ce donc aux médecins, à l'asile qu'il faut s'en prendre? Non, certes, mais aux caractères de la maladie même, qui, dans les deux tiers des cas, échappe à l'efficacité de nos moyens de traitement. — Appuyant ensuite cette proposition sur des chiffres, vous vous efforcez de prouver que du temps d'Esquirol les choses ne se passaient pas comme aujourd'hui; qu'Esquirol guérissait presque autant de malades pendant la seconde que pendant la première année de leur traitement; qu'il ne désespérait jamais de la guérison des aliénés, tandis qu'il résulte des chiffres officiels de notre époque que sur 100 guérisons il n'y en a que 80 obtenues dans la première année et 20 dans les années subséquentes. — Je ne consens pas à passer condamnation sur ce point; il importe peu de savoir si Esquirol mettait moins de temps que nous à guérir ses malades; ce qu'il faudrait établir, c'est qu'il en guérissait davantage, et, pour arriver à ce résultat, il faut rechercher la proportion de guérison sur les malades reconnus curables dans le temps présent et dans le temps passé. C'est ce que je vais faire en empruntant vos propres chiffres et les comparant à ceux d'une période de dix ans pour l'asile de Clermont.

Proportion des guérisons obtenues dans l'asile de la Salpêtrière, dans la période de 1804 à 1813 (dix ans), calculée sur la totalité de la population.

2,800 aliénés, — Guérisons, 1,233. — Proportion, 44.03 p. 100.
dont
795 incurables,
2,005 curables.

ASILE DE CLERMONT. — *Période de 1851 à 1860 (dix ans).*

4,257 aliénés, — Guérisons, 950. — Proportion, 22.31.
dont
2,747 incurables,
1,510 curables.

Proportion de guérisons calculée sur les malades reconnus curables dans les deux mêmes périodes.

SALPÊTRIÈRE. — 2,005 aliénés. — Guérisons, 1,233. — Proportion, 61.49.
CLERMONT. — 1.510 aliénés. — Guérisons, 950. — Proportion, 62.91.

Je ne transcris pas ici les tableaux qu'il a fallu établir pour calculer ces proportions; la régularité n'en peut être mise en doute.

Commentons ces chiffres. — Dans la période de 1804 à 1813, la Salpêtrière était un asile ouvert surtout à la folie accidentelle ; le chiffre de 795 incurables, sur 2,800 malades, le prouve suffisamment ; la proportion des curables aux incurables était alors de 28 p. 100; en 1853, elle s'est élevée à 81 p. 100.

Dans la période de 1851 à 1860, au contraire, l'asile de Clermont s'est ouvert à cette énorme quantité d'incurables de 2,747 sur 4,257 entrées, conséquence forcée de la loi de 1838, qui a déterminé pour les admissions des conditions qui les ont rendues plus faciles. Ainsi se trouve expliquée cette différence de proportion de guérisons sur la totalité, dont le chiffre se trouve une fois plus élevé pour l'asile de la Seine. — D'un autre côté, vous pouvez voir que si le calcul de proportion est fait sur la population reconnue curable, le chiffre des guérisons pour l'asile de Clermont est de 62.91 et de 61.49 pour la Salpêtrière. — D'où il suit que notre temps n'est pas inférieur au temps d'Esquirol et que nos consciences peuvent se rassurer sur ce point.

Puis, dites-vous, l'auteur de la statistique officielle est arrivé, en alignant des chiffres, à ce résultat curieux, et qui l'a singulièrement surpris, que c'est généralement dans les établissements les moins importants, et qui renferment le nombre le moins considérable de malades qu'on a obtenu le plus de guérisons, tandis que le chiffre de celles-ci a diminué à mesure que le chiffre de la population était plus élevé. — Vous citez ensuite des chiffres comparatifs entre ces deux ordres d'asiles.

En matière de statistique, Monsieur, les chiffres ont besoin pour ainsi dire d'une légende, ils n'ont de valeur réelle qu'autant que les commentaires qui les accompagnent en ont déterminé la signification. — Agir autrement, les accepter ainsi dépouillés de ces sortes de vêtements, c'est s'exposer aux interprétations les plus erronées. — Rien n'est plus vrai, plus le mouvement des entrées dans un asile est considérable, plus est nombreuse la population, moins grande est la proportion de guérison, la raison en est encore celle que j'ai annoncée tout à l'heure. — Chaque année amène dans un grand asile un nombre considérable de chroniques, des décès surviennent parmi les malades curables, en sorte que si vous calculez le chiffre des guérisons sur la population totale, vous arrivez à des résultats déplorables, comparés à ceux obtenus dans les petits asiles. D'où il suit que, si vous voulez obtenir des chiffres qui se prêtent à des comparaisons entre les différents asiles, c'est sur le mouvement des entrées que l'opération doit être faite et non sur la totalité de la population.

Pour faire ressortir la nécessité d'agir ainsi, et cette autre nécessité d'accompagner ces chiffres de commentaires, laissez-moi vous mettre sous les yeux un tableau comparatif de résultats obtenus la même année 1859, dans les deux asiles de la Seine, Bicêtre et la Salpêtrière, et celui de Clermont. — Nous empruntons les chiffres suivants au *rapport du directeur général de l'Assistance publique.*

BICÊTRE ET LA SALPÊTRIÈRE.

Moyenne des aliénés traités..............	3,400
Sortis après guérison.....................	483
Ce qui donne une proportion totale de.....	14.21

ASILE DE CLERMONT.

Moyenne des aliénés traités..............	1.705
Sortie après guérison.....................	133
Ce qui donne une proportion totale de......	7.80

Mouvement selon les entrées.

BICÊTRE ET LA SALPÊTRIÈRE.

Aliénés entrés — 1,861.................... dont	938 hommes.	
	923 femmes.	
Guérisons — Total, 483................... dont	268 hommes.	
	215 femmes.	
Ce qui donne pour les hommes une proportion de......	28.57.	
— pour les femmes — de......	23.29.	

ASILE DE CLERMONT.

Aliénés entrés — 439.................... dont	217 hommes.	
	222 femmes.	
Guérisons — Total , 133................. dont	69 hommes.	
	64 femmes.	
Ce qui donne pour les hommes une proportion de......	29.21.	
— pour les femmes — de......	31.08.	

Proportion totale de guérisons calculée d'après les entrées.

Pour Bicêtre et la Salpêtrière.......	25.93
Pour l'asile de Clermont..........	30.14

Déduisons les conséquences de ce tableau : la proportion de guérisons sur la totalité est pour les deux asiles de la Seine double de celle de l'asile de Clermont, tandis que nous voyons celui-ci avoir des chiffres supérieurs, dans les proportions de guérisons calculées sur le mouvement des entrées. Il y a dans ces résultats une apparence de contradiction qui doit trouver son explication, la voici : Dans les deux asiles de la Seine résident surtout les malades curables, les autres étant dirigés sur les asiles départementaux. Je sais que vous avez écrit le contraire : vous affirmez que l'on réserve pour les asiles de province les malades valides, atteints de folie purement psychique, qui ne tombent dans l'incurabilité que par cette raison que l'observation médicale et le traitement moral font complétement défaut. J'en appelle de cette allégation à la statistique elle-même pour la même année 1859. — Population totale des aliénés appartenant à la Seine, 5,217, 509 guérisons dont 483 pour Bicêtre et la Salpêtrière. Il reste donc 26 guérisons pour les 1,817 malades épars dans les asiles de province. — Nous est-il possible de croire, je vous le demande, quand il nous est prouvé que le chiffre des proportions de guérisons en province est presque toujours égal, parfois supérieur à celui de Bicêtre et de la Salpêtrière, pouvons-nous croire que les malades qui sont confiés aux premiers asiles sont choisis parmi ceux qui se trouvent dans les conditions les plus favorables à la guérison ? Qui ne sait d'ailleurs que le délire général aigu, le *delirium tremens*, affections fréquentes, fournissent le chiffre le plus élevé de curables ? Qui ignore que la violence des manifestations du délire dans ces maladies s'oppose d'une manière absolue au transfèrement ?

Il résulte de ceci que, pour avoir le chiffre réel de proportion de guérisons pour la Seine, il me faut prendre le total 509 pour 5,217, chiffre des aliénés appartenant au département. — La proportion n'est plus alors 14.21, mais 9.76, ce qui réduit à 1.96 la différence de proportion de guérisons sur la totalité des aliénés de la Seine d'une part, et de l'asile de Clermont d'une autre. Cette différence même trouve sa raison d'être, c'est que les départements voisins, avant de diriger les malades sur l'asile de Clermont, les gardent en observation dans les hôpitaux de leur chef-lieu pendant quinze jours, un mois ; là, quelques guérisons s'obtiennent ; ainsi sont évités des frais de séjour et de transport, tandis que les asiles de Paris reçoivent leurs malades directement, sans contrôle, et obtiennent ainsi le bénéfice des guérisons qui s'opèrent dans le premier mois.

Ces chiffres ainsi expliqués sont très-significatifs, comme vous le voyez ; d'autres conséquences en découlent que je vous exposerai tout à l'heure.

Je transcris le passage suivant de votre lettre :

« L'établissement privé de Clermont (Oise), qui contient aujour-
« d'hui près de 1,200 malades, n'a pas été, tant s'en faut, toujours
« aussi prospère. D'après un essai descriptif et statistique publié
« en 1839 par M. Woillez, alors son médecin, le nombre des mala-
« des existant dans cette maison, le 1er janvier 1832, était de 16 seu-
« lement. Celui des malades admis depuis cette époque jusqu'au
« 1er juillet 1839 ayant été de 456, le chiffre des malades traités pen-
« dant cette période de sept ans et demi a été de 472 ou de 63 par an.
« Or, sur ce chiffre, 106 ont été guéris, ou 1 sur 4.45, tandis
« qu'en 1853, ainsi que vous l'avez vu plus haut, il n'y a eu que
« 83 guérisons sur 1,463 malades traités, ou 1 sur 17.60, ce qui
« donne une différence de 17 pour 100 environ entre les deux épo-
« ques. Cette diminution dans le chiffre des guérisons augmente donc
« d'un sixième la dépense des familles et des départements qui en-
« voient leurs aliénés dans cet établissement. »

Voilà des chiffres qui, eux aussi, ont besoin de commentaires. Oui,
en 1839, le chiffre des guérisons était bien de 1 sur 4. — Pourquoi ?
C'est que la loi de 1838 n'avait pas encore reçu cette large application, qui ne pouvait être que l'œuvre du temps, l'asile ne recevait que
la folie accidentelle ; il n'avait pas encore ouvert sa porte aux idiots,
aux déments, qui trouvaient refuge dans les hospices des départements. — A partir de 1839, la population augmente rapidement, le
chiffre des guérisons diminue; ici, comme tout à l'heure, vous avez le
tort de calculer sur la totalité de cette population, qui s'est grevée d'un
nombre énorme de malades chroniques. — Vous arrivez en 1853 à
une différence de 17 pour 100. — Vous avez fait un choix malheureux
en prenant cette année comme terme de comparaison, car, dans le
courant de 1853, l'asile reçut 150 femmes de Saint-Venant, toutes
chroniques, et ce chiffre devait peser singulièrement sur la proportion de guérisons, puisque le calcul fait sur le mouvement des entrées
donne le résultat suivant :

Entrées 508. — Guérisons 93 ; soit 18.30 p. 100.

tandis que nous voyons le même chiffre s'élever à 30.29 en 1859. —
Vous voyez, Monsieur, que vous faisiez courir à la vérité les plus
grands dangers, en livrant ce fait sans commentaires aux méditations
de vos lecteurs.

De cette discussion de la partie statistique de votre travail, discussion qui, j'espère, n'aura pas été inutile, je passe maintenant à l'examen de la partie doctrinale, où vous traitez de la nécessité de revenir au traitement moral, dont l'abandon a produit de si désastreux résultats, selon vous.

En rapportant comment, dans quelles circonstances, Pinel, d'illustre mémoire, fit tomber les chaînes qui chargeaient les membres de ses aliénés, vous avez écrit la plus belle page de l'histoire du traitement moral. — Rien n'est plus vrai : — Pinel, Esquirol, Leuret, ont fait pour le sort de nos malades plus qu'il ne sera peut-être jamais donné de faire dans la suite ; ils auront l'éternelle gloire d'avoir les premiers révélé l'aliénation mentale sous son vrai jour, d'avoir, comme l'a dit l'un d'eux, élevé les aliénés *à la dignité de malades*. Mais pourquoi, vous demandez-vous, cette tradition si féconde est-elle partout à peu près abandonnée ? Pourquoi l'œuvre de ces illustres maîtres n'a-t-elle pas trouvé de continuateurs ? Deux causes, selon vous, Monsieur, expliquent cet injuste délaissement de la méthode, les tendances anatomiques, matérialistes, de la science actuelle, l'encombrement des services médicaux, ou leur mauvaise organisation dans les asiles d'aliénés. — Laissez-moi vous suivre pas à pas dans cette discussion.

L'école, dites-vous, qui localise, dans une altération matérielle, visible, des centres nerveux, l'aliénation mentale, ne peut pas croire à l'efficacité des agents moraux. — Il y a dans ces mots presque un reproche à l'adresse de l'anatomie pathologique, et il semble que vous pardonniez peu à ses récents progrès, auxquels vous avez tant contribué, d'avoir détruit une partie de vos chères espérances. — Et cependant, que les lumières jetées par l'examen cadavérique aient fait placer dans le cadre des maladies somatiques, pour parler votre langage, des affections mentales considérées jusqu'ici comme appartenant au domaine des maladies purement psychiques, n'est-ce pas là une conquête, un progrès réel auquel nous devons tous applaudir ? N'est-ce pas ainsi que nous avançons tous les jours vers la vérité ? Quelle sera la conséquence au point de vue de l'application du traitement moral, l'abandon, conséquence fatale, inévitable, non pas inspirée par un matérialisme outré, mais par une déduction logique, rigoureuse des faits fournis par l'observation, la vraie base de toute thérapeutique. — Est-ce à dire que le médecin sera complétement désarmé, et qu'il ne lui restera plus qu'à reléguer ses malades parmi les chroniques, les incurables, et les vouer à l'oubli ; non, certes, d'accord en cela avec vous, je rejette comme désolante cette appellation d'incurables ; j'admets que la chronicité même n'exclut pas toute idée de guérison, et je crois que le moment n'est jamais venu pour le médecin de retirer sa main bienfaisante. — Que reste-t-il à faire ? Rechercher d'abord par des médications spéciales la guérison des désordres matériels, tentative, hélas ! bien souvent infructueuse, puis appliquer cette hygiène morale que vous regardez avec tant de raison comme une transformation du traitement moral, comme un legs de Leuret, et que l'éminent inspecteur du service des aliénés de la Seine, M. le docteur Girard de Cailleux, a si admirablement définie dans un passage que vous citez de sa lettre à M. le docteur Pointe (1).

Vous avez parfaitement concédé, Monsieur, que pour ces malades, somatiquement ou sympathiquement lésés, le traitement moral n'avait d'utilité réelle que dans la convalescence, après la guérison de la maladie physique ; mais pour ceux dont la maladie est purement psychique, dégagée de toute altération matérielle, vous vous rangez sous la bannière de notre ancien maître, et vous dites avec lui : « Le traite-« ment moral est le seul propre à guérir la folie. » — Nos idées sur ce point sont bien divergentes.

Continuateur de l'œuvre de Pinel, d'Esquirol, Leuret présenta avec un immense talent, soutint avec une habileté sans égale une doctrine qui ne devait rencontrer d'abord qu'une sympathique admiration. — Les passages que vous citez de son ouvrage (2) présentent sous les formes les plus séduisantes cette tâche nouvelle imposée au médecin de diriger l'intelligence de l'aliéné, d'exciter en lui des passions capables de faire diversion à son délire. — Il y avait là un avenir tout plein de promesses : se sont-elles réalisées? Je ne le crois pas. — Que de fois j'ai assisté à Bicêtre, à la Salpêtrière, aux efforts infructueux dirigés dans ce sens! Que de fois depuis quelques années j'ai usé patience, persévérance, courage, contre ces résistances opiniâtres, invincibles aux incitations de toutes sortes. Qui ne sait que le malade, après avoir un moment, sous l'empire de la crainte ou de tout autre sentiment, abandonné son idée délirante, y retombe dès que s'éloigne l'action du médecin?

Quand on observe la folie dans un grand asile, et à la fois sur une population nombreuse appartenant aux classes inférieures de la société, et sur une autre partie composée de malades issus des classes supérieures, on est frappé des différences qu'offrent les caractères, les manifestations de la folie chez ces deux ordres de malades. La classe riche

(1) *Gazette hebdomadaire de médecine et de chirurgie.* Tome IV, nᵒˢ 8 et 10.
(2) *Du traitement moral de la folie.* Paris, 1840.

aliénée est réfractaire, susceptible, irritable, ennemie de la règle ; l'éducation, l'instruction fournissent des armes au délire ; le médecin est tenu de faire de chaque individu une étude particulière, approfondie. C'est alors qu'il y a lieu d'agir sur l'esprit par le raisonnement ferme, droit, habile ; sur le cœur en faisant appel à des sentiments dont la délicatesse varie à l'infini ; aux heureuses dispositions de cette stratégie morale se reconnaît l'habile, l'ingénieux médecin. — Les choses se passent-elles de même chez nos pauvres malades, artisans, cultivateurs, ouvriers ? — Point d'équivoques, point d'illusions, l'action individuelle n'est plus de mise ici, ou du moins son application est plus rare, plus restreinte et bien moins salutaire. Les idées malades dérivent le plus souvent des sensations maladives, et tous vos ingénieux et savants raisonnements viendront se briser à cet écueil ; l'intelligence n'est plus assez élevée pour redresser les aberrations sensorielles. Est-ce au cœur que vous vous adresserez ? oui, plus souvent et avec plus de succès sans doute, mais quand vous aurez affaire à une seule espèce de malades, les mélancoliques. — Il y a alors des plaies morales à guérir, des inquiétudes à calmer, des consolations à répandre ; l'action morale individuelle, il n'est pas de médecin qui n'en admette l'indication dans ce cas. — Mais attendez, toutes nos ressources ne sont pas épuisées : — dans la classe riche vous trouvez des malades indisciplinés mais accessibles à l'action morale individuelle, tandis que ceux des classes inférieures, moins susceptibles de recevoir cette influence, sont facilement entraînés dans des habitudes calmes, laborieuses et réglées ; en un mot, le traitement moral se convertit en hygiène morale, et je crois que c'est là notre plus précieuse, notre plus féconde ressource. — Oui, c'est toujours agir dans le sens humanitaire, utile, que de faire vivre, conformément aux lois de la morale, sous l'empire d'une discipline douce et ferme, ces pauvres déshérités que la société repousse ; leur rendre les apparences de la vie ordinaire, les attacher au travail en les encourageant, les récompensant à propos, c'est encore faire œuvre pieuse, digne du médecin, puisque c'est apporter, sinon remède, au moins soulagement à la plus cruelle infortune.

Comme vous, Monsieur, j'appelle la statistique à l'appui de ces considérations ; je vous engage à replacer sous vos yeux le tableau qui établit la proportion de guérisons du temps d'Esquirol et celle des guérisons obtenues de nos jours ; vous pourrez vous convaincre que nous n'avons rien à envier au passé et que, malgré l'abandon du traitement moral, nous arrivons à des chiffres supérieurs. Est-ce à l'encombrement des asiles, à la mauvaise organisation des services médicaux que vous attribuez cet abandon? Mais consultez plus haut le tableau de statistique qui établit la proportion de guérisons, en 1859, entre Bicêtre, la Salpêtrière et l'asile de Clermont; ce dernier a l'avantage, et cependant les malades sont loin de se trouver, au point de vue médical, dans des conditions identiques. Dans les deux asiles de la Seine, les services sont beaucoup moins nombreux. A leur tête se trouvent des médecins qui tous ont conquis une réputation européenne; dans l'asile de Clermont trois médecins se partagent plus de 1,200 malades, et, vous savez, si faible est leur mérite !

Vous voyez donc, Monsieur, que le délaissement dans lequel est tombé le traitement moral ne trouve pas ses causes, comme vous le pensez, dans les tendances matérialistes de l'école actuelle, ni dans l'organisation vicieuse des asiles : c'est l'œuvre du temps, j'ose dire du progrès. Quels que soient les obstacles qu'elle rencontre, toute idée vraie doit faire son chemin ; celle-ci n'est passée dans la science qu'à l'aide d'une transformation, le traitement moral est devenu l'hygiène morale ; vous pouvez tenir pour certain que la vérité est là, et que le retour à l'idée primitive ne se réalisera jamais.

En prenant conclusion à la suite de l'exposé de vos idées, vous recherchez, Monsieur et honoré confrère, quelles seraient les mesures les plus propres à concilier les exigences de la science, le bien-être des malades et l'intérêt du budget départemental. Je ne puis qu'applaudir à toutes les paroles élogieuses que vous adressez à l'éminent inspecteur du service des aliénés de la Seine. Comme médecin, comme administrateur, M. Girard de Cailleux a fait ses preuves, et la haute confiance dont il est investi témoigne assez de son mérite. L'œuvre entreprise est grandiose, d'un immense intérêt pour quiconque a lu avec attention les considérations générales du rapport de M. Girard de Cailleux, où il démontre avec tant de lumières, d'une manière si irréfutable, la nécessité de la création d'un service spécial pour les aliénés du département. — Mais plus l'œuvre est grande, plus grandes sont les difficultés d'exécution. J'ignore ce qui se passe au sein de la commission de l'Hôtel de Ville, mais j'imagine qu'elle a dû entendre exposer bien des opinions contradictoires, et que si bientôt la lumière se fait, on pourra affirmer qu'elle est née du choc d'idées divergentes. — Comme vous, Monsieur, je me sens disposé à apporter mon contingent, si faible qu'il soit, si peu accueilli qu'il doive être.

Mon intention n'est pas de faire ici l'exposé d'un système de construction, de direction d'asile d'aliénés: je n'aurais aucune autorité pour le faire ; mais il est deux points principaux sur lesquels je m'arrêterai volontiers, ils ont la plus grande importance dans le débat de la question actuelle, et ils découlent naturellement de la discussion à laquelle je viens de me livrer. — A quel chiffre doit être fixée la population de l'asile? Les avantages de la colonisation au point de vue médical.

J'emprunte à un écrit de M. Girard de Cailleux le passage suivant : « Unité de pensée, d'intérêt, de pouvoir et d'action, facilité de sur- « veillance, possibilité de créer des positions honorables et convena- « blement rétribuées aux hommes qui se dévouent au service des alié- « nés, de classer avantageusement les malades, d'étudier leurs besoins, « de les satisfaire et de répondre aux vœux de l'économie, tels sont les « avantages des établissements de 350 à 400 malades. »

— Ce programme est complet, bien tracé ; n'est-il possible de l'appliquer qu'au chiffre indiqué par M. Girard de Cailleux? Je ne le crois pas.

Dans une publication récente (1) mon excellent confrère, M. le docteur Labitte, médecin en chef de l'asile de Clermont (Oise), s'est très-fortement prononcé pour cette unité de pensée, de pouvoir et d'action que réclame M. Girard de Cailleux, et en même temps pour les asiles nombreux de 12 ou 1,500 malades. Je crois que la vérité est là.

S'il est suffisamment démontré, d'une part, que les asiles nombreux présentent des avantages immenses au point de vue administratif et économique ; de l'autre, que l'action du médecin peut y être tout aussi bien assurée, aussi efficace, que dans les asiles de 3 à 400 malades, nous serons arrivés, Monsieur, à la solution d'un des points les plus importants offerts par la question en litige. Je laisse de côté tout ce qui a trait à l'administration, à l'économie, M. le docteur Labitte en a traité avec toute l'autorité d'une grande expérience. Vous pourrez trouver, dans sa notice sur la colonie de Fitz-James, des idées pratiques du plus haut intérêt : — Économie de fondation, économie d'entretien, unité des services généraux, ressources immenses trouvées dans la population de l'asile, par suite de l'organisation du travail sur de larges bases, et, en définitive, abaissement du prix de journée des malades, ce qui rend moins onéreuse la charge qui incombe à la bien-

______

(1) *De la Colonie de Fitz-James,* succursale de l'asile privé d'aliénés de Clermont (Oise), considérée au point de vue de son organisation administrative et médicale. Paris, 1860.

faisance publique, tels sont les nombreux avantages offerts par les asiles populeux.

Examinons la question au point de vue médical. Toujours dominé par l'idée de l'action morale individuelle, vous demandez, Monsieur, qu'il ne soit pas donné au médecin plus de 100 malades à observer tous les jours ; en sorte que si, ébranlé par les considérations précédentes, vous arriviez à consentir à la création d'un asile de 1,500 aliénés, il ne faudrait pas moins de 12 à 15 médecins pour assurer la vraie destination de l'établissement. Mais que deviendrait alors, je vous le demande, cette unité de pensée, de pouvoir et d'action ? Et le chef suprême n'aurait-il pas bien plus souvent à intervenir pour vider les différends *confraternels* que pour les besoins de son administration ? Cette multiplicité de services médicaux, qui deviendrait un impédiment administratif, serait-elle utile au point de vue de la guérison des malades ? La réponse à cette question est bien simple : interrogeons les résultats, laissons là les théories pour ce qu'elles valent, ne raisonnons qu'avec les faits ; Bicêtre et la Salpêtrière, où les conditions que vous recherchez sont si bien réunies, offrent des proportions de guérisons inférieures à celles de l'asile de Clermont, où le service médical n'est pas organisé sur d'aussi larges bases.

En fin de compte, vous pouvez voir, Monsieur, que si, dans des asiles aussi populeux, je fais très-large la part de l'administration en tant qu'elle conserve son caractère médical, et si je me refuse à étendre autant que vous l'action du médecin, c'est que l'expérience, la pratique, m'ont convaincu que ce déploiement de forces était inutile. Que va-t-elle faire, cette administration présidée par une intelligence médicale ? Elle va veiller à ce que l'hygiène morale reçoive une grande et utile application. Ceci m'entraîne à vous dire quelques mots de la colonisation.

Dans l'hygiène morale de l'aliénation mentale, le précepte qui domine tous les autres est celui qui tend à rapprocher l'aliéné de la vie ordinaire, à le replacer dans le droit commun, tout en l'éloignant du milieu où ont éclaté les premières manifestations de la folie, des influences qui les ont produites. Partant de ce principe, je crois que l'idée qui a présidé à la fondation ou mieux au développement de Gheel, la cité belge, est grande, belle et vraie. A moins d'admettre que ce coin de la Belgique ne soit une autre terre promise, où ne fleurissent que des vertus bibliques, les imperfections ne doivent pas manquer dans cette institution, dont le plus ferme appui est la foi religieuse ; mais il n'en demeure pas moins vrai que cette réalisation de la vie à l'air libre contient un grand enseignement dont nous pouvons tirer profit pour nos malades. Gardons donc nos préjugés barbares, comme dit M. le docteur Bulckens (1), le système belge ne saurait prendre racines dans notre pays, et, si la faute en est à notre caractère, à nos mœurs, aux imperfections de notre nature, nous trouverons grâce encore, si nous arrivons aux mêmes résultats, par un autre système pouvant soutenir victorieusement la comparaison. Ce système existe, et si dans cet ordre d'idées nouvelles, concernant la réforme des asiles d'aliénés, la France doit prendre place, peut-être deviendra-t-il le système français ; je veux parler de la colonisation.

Ici encore, je ne veux pas me préoccuper des immenses avantages qu'une administration sagement économe peut faire sortir de l'application du système des colonies ; mon confrère M. le docteur Labitte l'a suffisamment établi dans sa notice. Envisagée au point de vue médical, la question n'est pas moins intéressante, ni moins féconde en heureux résultats.

Je n'ai rien à dire de nouveau sur le travail des champs comme traitement de l'aliénation mentale ; il n'est pas d'asile où il ne soit appliqué, où il n'ait été apprécié à sa juste valeur. Dans la colonisation, il y a autre chose que le travail organisé sur de larges bases, il y a le déplacement des malades par suite des échanges qui s'opèrent entre la colonie et l'asile principal. Je considère cet échange comme le plus grand bienfait du système, comme le plus puissant moyen d'opérer des diversions heureuses. Le malade passant d'un asile où l'horizon borné par les murs ne rappelle que trop l'idée de séquestration, dans un autre où se présentent à ses yeux, sous des horizons infinis, toutes les apparences de la vie ordinaire, le malade se laisse aller aux douces impressions de ce changement ; il va de lui-même à ce travail des fermes, des champs, qu'il n'a peut-être jamais connu, l'hygiène morale a fait une conquête de plus.

Quand Esquirol écrivait qu'un asile d'aliénés était un instrument de guérison, il n'avait en vue que des dispositions architecturales déterminées ; sur ses indications, plus ou moins modifiées dans la suite, des asiles splendides, élevés à grands frais, furent ouverts à la folie ; les esprits s'épuisèrent en savantes combinaisons destinées à agir sur les intelligences malades ; mais si on demande aujourd'hui quel bénéfice l'humanité a retiré de tous ces millions entassés, on ne peut pas nier que la réponse soit embarrassante pour les conseillers de ce système.

(1) *Rapport sur l'asile d'aliénés de Gheel.* Bruxelles, 1859. In-4º.

En effet, l'idée a progressé, et nous arrivons à croire que les dispositions matérielles de l'asile n'ont aucun rapport avec les maladies de l'esprit, et ne sauraient entrer en ligne de compte dans le traitement qu'elles exigent.

Éviter le contact des agités et des tranquilles, dissimuler autant que possible la séquestration forcée, voilà les deux suprêmes indications, les autres dispositions matérielles restant subordonnées aux exigences des services généraux. Si, maintenant, à quelque distance de cet asile, et non dans la même enceinte, vous avez pu, dans un site agréable, fonder une colonie d'une importance relative à celle de l'asile, où, suivant les indications saisies par le médecin, les malades viendront se mêler à toutes sortes de travaux, où mélancoliques et hallucinés viendront rechercher des diversions à leur tristesse et à leurs impressions maladives, vous aurez peut-être trouvé la solution la plus heureuse d'un des plus difficiles problèmes de l'humanité.

Je m'arrête, Monsieur, je ne veux pas me laisser entraîner dans les développements de cette question, j'ai déjà dépassé de beaucoup les limites que je m'étais imposées. — Arrivé au terme de cette discussion, si, à votre exemple, je voulais conclure en recherchant quelle serait, pour le département de la Seine, la combinaison la plus propre à concilier les intérêts de la science, des malades et du budget, je dirais :

Bicêtre et la Salpêtrière sont deux établissements voués à l'enseignement, toute l'Europe en connaît les traditions glorieuses ; pourquoi ne pas les respecter ? Ce ne serait probablement pas sans dommage pour la science et pour l'enseignement que l'on déplacerait ces chaires retentissantes, illustrées dans le présent comme dans le passé ; la situation des deux asiles comporte des améliorations et des agrandissements qui pourraient répondre aux besoins actuels. Mais cette population éparse dans les villes de province, que l'éloignement des affections de la famille rend si intéressante, pourquoi ne pas la réunir dans un seul et vaste asile, ayant dans une de vos belles campagnes, un système, de colonisation complet, grandiose, source immense de bien-être pour vos malades, source féconde d'économie pour votre budget ? Rien ne manque pour la réalisation de ce projet, vous avez l'argent pour fonder et acquérir, et un médecin, administrateur habile, bien digne d'attacher son nom à la création d'une des plus belles œuvres de notre temps.

Je termine enfin, Monsieur et honoré confrère, en vous engageant à venir voir réalisé ici, à Clermont, ce que j'ai si imparfaitement exposé dans cette note ; peut-être, comme la haute Commission de la Seine, qui, il y a quelques jours, honorait de sa visite la colonie de Fitz-James, serez-vous frappé d'admiration, et vous laisserez-vous entraîner aux douces impressions que procure la vue du bien-être dont jouissent nos pauvres malades, au milieu des plus admirables paysages; peut-être n'hésiterez-vous pas à rendre hommage à l'intelligente direction qui a accompli avec tant de bonheur ces immenses progrès.

Agréez, Monsieur et honoré confrère, l'assurance de mes sentiments distingués,

Dr PAIN.

Clermont (Oise), 18 mai 1861.

Corbeil, typ. et stéréot. de Crété.